TRAITÉ

DE

L'HYDROPHOBIE.

IMPRIMERIE DE STAHL,
Quai des Augustins.

TRAITÉ

DE

L'HYDROPHOBIE,

(VULGAIREMENT APPELÉE RAGE),

SUIVI

DES MOYENS PRÉSERVATIFS
ET CURATIFS;

Ouvrage utile à toutes les Classes de la Société.

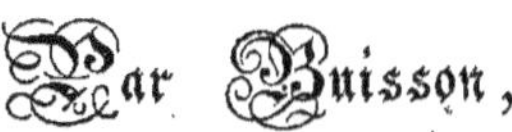

Par Buisson,

DOCTEUR EN MÉDECINE DE LA FACULTÉ DE PARIS.

Felix qui potest cognoscere causas.

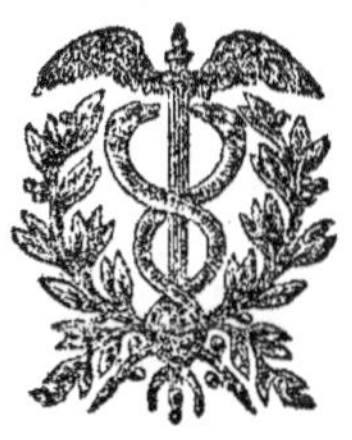

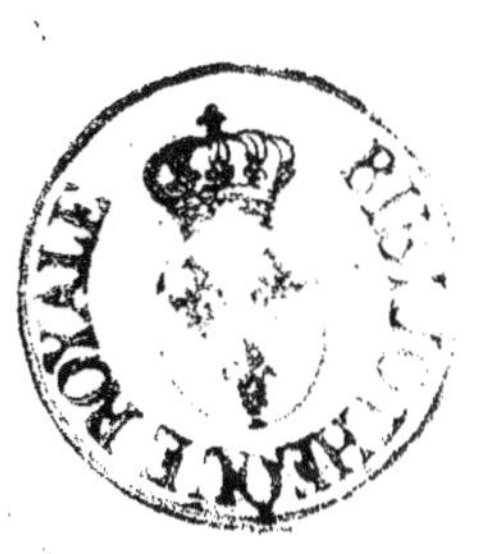

PARIS,

CHEZ L'AUTEUR, RUE DU FAUBOURG SAINT-ANTOINE, N° 181.

1825.

AVANT-PROPOS.

A Messieurs
les Membres de l'Académie de Médecine.

Messieurs,

Mon intention était de vous présenter un *Traité complet de l'Hydrophobie*. Un Mémoire qui a été imprimé dernièrement, concernant l'application des ventouses sur les parties du corps où un virus quelconque aurait été inoculé, rentre trop dans ma découverte pour garder plus long-temps le silence. Il y a plusieurs mois que j'ai fait insérer dans les journaux une lettre concernant la découverte que j'ai faite du spécifique de l'hydrophobie (*). Je commence à dire : un bain de vapeur (dit à la Russe) guérit l'hydrophobie, et je termine en disant : l'absorption du virus engendrant cette maladie, son exhalation seule peut la détruire. D'après cet avertissement, quelle gloire peut avoir une personne qui vous dit : voulez-vous prévenir l'hydrophobie ? appliquez une ventouse sur la morsure d'un animal enragé.

J'en appelle à votre jugement.

Dans mon Traité j'ai placé ce moyen comme un des auxiliaires des préservatifs ; mais, à vous dire vrai, je le vois bien faible,

---

(*) Voici les divers journaux qui en ont fait mention :
Le *Journal de Paris du 17 août* 1825.
L'*Hygie du 11 septembre* 1825.
Le *Drapeau Blanc du 10 novembre* 1825.
· Le *Moniteur du 11 ou du 12 novembre* 1825.

parce que souvent le malade ignore tous les endroits où il a été mordu ;

Que les plaies légères se ferment souvent de suite ;

Que les ventouses ne peuvent bien s'appliquer que sur certaines parties du corps ;

Que si les blessures sont profondes, on ne peut par là enlever tout le virus.

Messieurs, voyant que ce moyen concernait un peu ma découverte, je me suis décidé de suite à vous présenter ce Mémoire. En conséquence, je vous prie de ne point faire attention au style, et de n'y voir seulement que des idées neuves et une découverte précieuse qui peut être comparée à celle de Jenner.

Messieurs, protéger les découvertes c'est en faire éclore ; connaissant votre zèle pour

les sciences, je suis sûr d'obtenir votre pro-
tection.

La médecine est fille du temps, elle est
encore dans son enfance ; il faut espérer qu'avec votre aide elle grandira, et
qu'on pourra dire : *Tels remèdes pour telle
maladie!!!*

TRAITÉ

DE

L'HYDROPHOBIE.

L'HYDROPHOBIE tire son étymologie de deux mots grecs qui signifient *horreur de l'eau;* ce nom ne convient pas parfaitement à cette maladie, puisqu'on voit des hydrophobes boire de ce liquide jusqu'au dernier moment. On en a vu d'autres s'y baigner volontairement. Le mot rage est synonyme, mais il s'adapte plus particulièrement aux animaux. Je suivrai cette dénomination, pour ne point perdre de temps à une vaine nomenclature dont l'art médical n'est que malheureusement trop sur—chargé.

L'origine de cette maladie remonte aux temps les plus reculés, elle paraît avoir toujours existé; elle se manifeste dans tous les climats, sous les pôles comme sous la zone torride; néanmoins elle se manifeste plus souvent dans les pays chauds ; jusqu'à présent elle a été peu connue. La plupart des auteurs en parlent d'une manière tout à fait opposée ; les uns vont jusqu'à nier son existence, n'attribuant les symptômes que les malades éprouvent qu'à la frayeur, et prétendent que ce n'est point une maladie caractéristique, mais seulement une affection mentale. Il n'est malheureusement que trop vrai que l'hydrophobie est caractéristique ; et de tous les maux qui accablent le genre humain, il n'en est point de comparable. Voyez un hydrophobe dans ses derniers momens, et vous serez convaincu, d'ailleurs, si la peur seule est capable de vous faire périr. Cela prouve que de toutes les maladies elle est la reine, puisqu'aucune d'elles n'est capable de produire un pareil prestige.

J'ai vu mourir une hydrophobe ; les hurlemens de cette malheureuse se faisaient entendre à plusieurs portées de fusil, et fatiguaient tellement les personnes qui travaillaient dans les champs voisins, qu'elles se sont enfuies ; quant à celles qui lui donnaient des soins, long-temps après sa mort, elles avaient toujours présente la face de cette malheureuse ; et moi, médecin, obligé par devoir d'assister à ses derniers momens, je n'ai pu m'empêcher de verser des larmes sur son sort. Je ne partage point l'idée du docteur Bosquillon, qui dit que cette affection n'est produite que par l'imagination, c'est-à-dire, que la frayeur seule peut l'engendrer. On cite dans les Mémoires de l'Académie de Chirurgie l'histoire de frères qui furent mordus en même temps par un chien enragé ; l'un d'eux partit en voyage et ne revint qu'au bout d'un an ; à son retour, apprenant que son frère était mort hydrophobe, tout à coup des accès de rage survinrent et il mourut.

Les partisans de ceux qui prétendent que la cause est dans l'imagination, ont fait valoir cet exemple en leur faveur. Que doit-on conclure de cela ? Je pense de ces deux individus, que chez l'un il y a eu absorbtion du virus, et il est réellement mort hydrophobe ; chez l'autre (qui est le voyageur) il n'y a pas absorbtion de ce même virus, et il est seulement mort de peur dans des accès nerveux semblables à ceux qu'occasionne l'hydrophobie.

On pourrait considérer plusieurs espèces d'hydrophobie, l'une occasionnée par un virus (qui est la véritable) et l'autre présentant des symptômes à peu près semblables à ceux qu'offre la première, en survenant dans les fièvres ataxiques, dans les fièvres vermineuses (comme j'en ai vu un exemple à l'hôpital Saint-Antoine), dans une forte colère (comme M. le docteur Portal nous en a cité un exemple dans ses Cours au Collége de France), ou par la frayeur. Ces dernières n'étant que symptômatiques, je ne m'en occuperai pas, attendu qu'on ne doit chercher à les guérir qu'en combattant les maladies qui les ont occasionnées.

La première seule est la véritable hydrophobie, et mérite toute notre attention.

Cette maladie se développe spontanément chez les animaux, tels que le loup, le chien, le chat, le renard, etc., par la soif, une forte colère ou d'autres causes que nous ignorons; la morsure de ces animaux la communique à l'homme. Elle peut être ensuite inoculée d'un individu à un autre, semblable au vaccin, mais jamais survenir spontanément. La salive écumeuse qui sort en grande quantité de la bouche des hydrophobes est le virus rabien; il s'inocule de la même manière que les autres virus.

J'ai vu dans ma pratique que les plaies produites par la morsure des animaux enragés, qui saignaient le moins, étaient justement celles qui

engendraient plutôt l'hydrophobie, attendu que
le virus n'avait point été entraîné par le sang.

Une fois déposé plus ou moins profondément
dans les parties molles, il peut séjourner pendant
un temps qui n'est point limité, mais qui ne se
prolonge guère au - delà de quarante jours, avant
que l'hydrophobie soit déclarée ; seulement pendant tout ce laps de temps les malades ressentent,
dans l'endroit de la morsure (qui se ferme quelquefois dès les premiers jours), des douleurs qui
suivent le trajet des nerfs, qui en partent et qui
tendent de jour en jour à se porter au centre du
corps en augmentant d'intensité. Voilà ce que
je pourrais certifier par de nombreux exemples.
Maintenant qu'on voit ce virus s'introduire dans
notre économie animale par le moyen des nerfs,
ne peut-on pas penser qu'il existe réellement un
fluide nerveux, dont la circulation est différente
de celle du sang, et que c'est pour cela que ce
virus peut séjourner plus ou moins long-temps
sans produire l'hydrophobie ; voilà comme je
conçois la chose : supposons que plusieurs molécules rabiennes soient introduites sous l'épiderme,
il n'y a pas de doute que les absorbans des
nerfs s'en empareront, et que le fluide nerveux,

en circulant, entraînera ces molécules; au fur et à mesure qu'elles s'approcheront du centre, l'individu éprouvera des douleurs plus fortes; et arrivé à ce centre, tous les nerfs seront irrités et la maladie deviendra générale.

Les intermittences des douleurs peuvent s'expliquer par l'inaction des molécules nerveuses, qui peuvent se reposer plus ou moins long-temps chez certains individus, suivant la plus ou moins grande sensibilité. Cette pensée tout-à-fait neuve m'a été suggérée par la manière dont s'introduit dans notre corps le virus rabien.

L'hydrophobie ne s'introduit pas par le contact du virus sur les membranes muqueuses ; une personne digne de foi m'a assuré avoir mangé (sans le savoir) un morceau de pain sur lequel un chien enragé avait déposé sa bave, elle en a été quitte pour la peur.

Après la mort des hydrophobes, il y a apparence que le virus hydrophobique a perdu sa qualité vénéneuse. Etant élève, j'ai disséqué à l'Hôtel-Dieu de Lyon un sujet mort d'hydrophobie; en disséquant la tête, je me blessai avec mon scalpel, et la plaie, quoique longue à guérir, s'est terminée sans accident : peut-être n'y a-t-il

point eu de salive inoculée. Dans le commence-
ment de la morsure , on sent une douleur qui
s'étend le long des nerfs ; cette douleur est in-
termittente ; mais plus on approche du moment
de l'hydrophobie, plus elle est forte. Enfin, le malade éprouve une sensibilité excessive, il entend
le moindre bruit, tous les objets lucides fatiguent
sa vue, les yeux sont brillans et dans les derniers momens étincelans (j'ai vu un hydrophobe
dont les yeux paraissaient dans la nuit comme
ceux d'un chat); la face est colorée, ils se plai-
gnent de constriction au larynx, avec douleurs,
ainsi qu'à l'épigastre ; beaucoup ont des nausées;
une salive écumeuse sort de leur bouche; ils
crachent souvent, ils ont des mouvemens con-
vulsifs terribles, ils poussent quelquefois des cris
effrayans; une sueur abondante et froide s'em-
pare de tout le corps ; ces malheureux désirent
la mort, et ne peuvent se la donner, attendu que
l'espérance ne les abandonne pas. Dans les premiers momens ils boivent encore ; mais plus
l'hydrophobie avance, plus ils ont de la peine
dans la déglutition; j'en ai vu un avoir horreur
de l'eau; mais je me suis assuré que c'était la
lucidité de l'eau qui fatiguait sa vue , car il

se mit la main devant les yeux et but avec facilité ; en me rendant le verre , il détourna la
tête. Je crois devoir, à la fin du diagnostic, citer
une observation des plus intéressantes , concernant
l'hydrophobie déclarée , et que j'ai guérie par des
sudorifiques.

OBSERVATION.

M. F. , âgé de trente-six ans, d'un tempérament
nervoso-sanguin , assistait auprès d'une hydrophobe dont la maladie n'avait point été reconnue ,
attendu que les parens de la malade cachaient
avec soin qu'elle eût été mordue par un chien enragé , et faisaient croire aux voisins ainsi qu'au
médecin que tout ce qu'elle éprouvait était nerveux. L'hydrophobe cracha à la figure de M. F. ;
celui-ci, pour s'essuyer, prit un mouchoir sur le
lit de la malade, qui était justement celui dont
on se servait pour essuyer la salive écumeuse qui
sortait en abondance au bras de la malade.

En ce moment je pratiquai une saignée au
bras de la malade , et un accès de rage si violent
survint, que toutes les personnes présentes furent
obligées de la contenir.

M. F. s'était enveloppé la main droite avec le
mouchoir , et il ne s'aperçut de son imprudence

qu'après l'accès, qui a duré quelques minutes. L'hydrophobe expira un quart-d'heure après.

M. F. vint me consulter ; ayant examiné sa main, j'aperçus une légère égratignure sur le bord externe, qui paraissait avoir été produite par les ongles de la malade ; je cautérisai de suite avec un fer rougi au feu ; j'aperçus ensuite que les ongles du doigt indicateur et du pouce de la même main étaient un peu rentrés dans la chair, et qu'il y avait encore de la salive de l'hydrophobe. Je voulus cautériser, mais le malade souffrait tant que je fus obligé d'y renoncer. Je fis seulement baigner la main dans de l'eau tiède, et quelques lotions.

Ne connaissant aucun exemple d'hydrophobie communiquée de cette manière, je pensais qu'il n'y en aurait point.

Le lendemain le malade se plaignit de douleurs dans le pouce et le doigt indicateur. Je n'y fis pas une grande attention, attendu que depuis quelque temps il éprouvait ces douleurs dans les mêmes parties, par rapport aux ongles rentrés dans la chair.

Deux ou trois jours après les douleurs augmentèrent et se propagèrent jusqu'au coude ; elles étaient intermittentes.

2

Croyant que la frayeur pouvait y être pour quelque chose, je conseillai au malade de se distraire, et le soir de boire un peu de punch, comme soporifique, attendu qu'il se plaignait de ne pas dormir et de souffrir plus la nuit que le jour.

Le septième et le huitième jour les douleurs de l'avant-bras suivant toujours le trajet du nerf radial, et commençant à se faire sentir au-dessus du coude, devinrent si fortes que M. F. fut obligé de mettre le bras en écharpe.

Le neuvième jour, quatre heures présises du soir (heure à laquelle il avait assisté l'hydrophobe), étant dans un cabriolet il ressentit une impression qu'il ne put bien définir : le vent lui faisait beaucoup de mal, les yeux étaient fatigués par la lumière. Il acheva cependant de terminer ses affaires, et se présenta chez moi à six heures du soir.

Voilà quelle était sa situation : face colorée, les yeux brillans, douloureux et saillans, les paupières se fermant rarement et avec peine, constriction et douleurs dans le larynx, parole brève (1), la langue paraissant gênée pour parler, difficulté

---

(1) Je n'ai pu m'assurer si les glandes sublinquales étaient tuméfiées, l'hydrophobe s'y étant opposé ; d'ailleurs le temps pressait, l'intensité des symptômes augmentait à vue d'œil, et je n'ai point insisté.

pour boire et répugnance pour les alimens so-
lides, douleurs et pression dans la région épigas-
trique, agitation extrême, sensibilité très-grande
dans tout le corps, douleurs de l'avant-bras
excessives, disparaissant et revenant avec la rapidité
d'un éclair, ennuyé de tout, ne pensant qu'à la
mort, et la désirant ardemment.

J'avoue franchement que je crus mon malade
perdu, lorsque j'eus l'idée de lui faire prendre
un bain de vapeur (dit à la Russe), pensant que
peut-être le virus hydrophobique pourrait être
expulsé par une forte sueur. Mon malale parta-
gea volontiers ma manière de voir, et il était si bien
résolu à prendre le bain à un tel degré de chaleur, qu'il me dit : ou je guérirai, ou j'étoufferai.

Avant de le faire entrer dans le bain, je lui
fis boire une forte décoction de gaïac et de salsepareille, et je lui mis dans la main un thermomètre de Réaumur ; je portai la chaleur à cinquante degrés. Pendant une heure que dura
le bain (1), je fis frotter l'avant-bras du haut en
bas et sur l'endroit douloureux, ayant toujours

____

(1) Je fis faire les frictions par le malade, pensant qu'une personne
qui serait entrée dans la salle à vapeur aurait été exposée, le virus
rabien étant dans un état de vaporisation.

le soin de faire porter le virus du côté des plaies.
A trente-cinq degrés le malade n'éprouvait point
encore de soulagement.

A trente-neuf degrés il ressentit un peu de
mieux; mais il n'osait se flatter, croyant que cela
ne serait que momentané.

Enfin, à cinquante degrés, disparition entière
de tous les symptômes, et le malade se trouvait
si bien qu'il avait envie de ne plus sortir de la salle
à vapeur, tant il craignait le retour de la maladie;
je ne pus l'en retirer qu'en lui promettant de l'y
faire rentrer en cas de récidive.

En sortant du bain, je conseillai au malade de
se mettre au lit et de bien se couvrir pour entre-
tenir la sueur.

Dix minutes après (quoique je l'eusse mis à la
diète) il fit un bon souper où il but une bou-
teille de bon vin et un petit verre de liqueur, en
réjouissance (dit - il) de sa guérison (1).

La durée de cette maladie n'est pas de vingt-
quatre heures, comme on le croit; presque générale-
ment elle peut durer deux ou trois jours, suivant

______

(1) J'ai présenté le malade chez M. le baron Portal, premier
médecin du Roi, ainsi qu'à M. Serre, médecin en chef de la Pitié, et
à M. Caillard, médecin de l'Hôtel-Dieu.

la quantité du virus qui a été absorbé, la plus ou moins grande sensibilité du sujet, et la frayeur qu'il éprouve, je dis la frayeur, parce qu'il n'est point de ces malheureux qui ne connaissent la maladie dont ils sont affectés.

Il y a beaucoup de personnes qui meurent d'hydrophobie, sans vouloir déclarer qu'elles ont été mordues. Voilà leur raisonnement : A quoi nous servira cet aveu? ou on nous renfermera dans un hôpital, et là, liés et garottés, on nous ouvrira les quatre veines, ou l'on nous étouffera entre deux matelas. Voilà la pensée du peuple, et ce qui a empêché jusqu'à ce jour de connaître la véritable marche de cette affection.

Il est dans les choses possibles que dans des temps reculés on ait employé des procédés aussi barbares, mais maintenant on cherche tous les moyens imaginables pour les sauver ; malheureusement toutes les expériences qu'on a faites jusqu'à ce jour ont été vaines, et décourageaient tellement les médecins, qu'on commençait à croire qu'il n'existait point de spécifique pour cette maladie.

Un heureux hasard m'ayant procuré le moyen d'employer un traitement que je méditais depuis long-temps, j'ai réussi au-delà de mon attente et je me suis empressé de la publier pour le bien de l'humanité.

Voici quelle a été ma pensée : A côté du mal la nature doit avoir placé le remède, donc l'hydrophobie doit avoir son spécifique.

Je pensais aussi que cette maladie était un virus existant dans la bave des animaux enragés, et se communiquant par inoculation, puisque les individus mordus par-dessus leurs vêtemens ne devenaient point hydrophobes, attendu que les dents de l'animal se trouvant essuyées, ne pouvaient introduire le virus dans notre économie animale.

Convaincu que l'absorbtion seule de ce virus produisait l'affection, je pensais que son exhalation seule pouvait l'empêcher de se manifester; mais j'étais loin de croire qu'une fois déclarée, on puisse par le même procédé la guérir. Bercé dans l'espoir que des sudorifiques pris intérieurement et administrés en même temps à l'extérieur, pouvaient être des moyens préservatifs chez les individus tellement mutilés que la cautérisation aurait été inutile, j'attendais avec impatience le moment de les employer.

Quelque temps après le hasard m'a procuré le malade dont j'ai cité l'observation ci-dessus.

Je ne croyais pas que l'hydrophobie pût se déclarer seulement par le contact de ce mouchoir imprégné du virus rabien, sans cela je n'aurais point attendu que la maladie fût déclarée, et j'aurais cherché de suite à la prévenir. Aujourd'hui que j'ai réussi, je ne voudrais pas pour tout au monde n'avoir pas fait une aussi belle cure. On dira qu'il ne faut pas d'un exemple particulier tirer une conclusion générale. Oui, dans beaucoup de cas; mais, dans celui-ci, ce précepte ne peut point s'appliquer. Chez tous, la maladie est occasionnée par l'absorbtion du virus rabien, chez tous on peut l'expulser par une forte sueur.

L'âge, le tempérament ne peuvent-ils pas aussi apporter des modifications? Il est vrai: mais, dans ces circonstances, je porte la chaleur à un degré plus ou moins élevé, attendu qu'il faut moins de chaleur pour faire sueur un enfant qu'un adulte.

D'ailleurs, qu'on y réfléchisse! on verra que ce procédé est purement mécanique, et qu'il est infaillible, puisqu'il a réussi sur une personne.

Le seul embarras que j'observe, c'est qu'une salle à vapeur est indispensable, et que dans les campagnes il n'y en a point; mais comme aujourd'hui à peu de frais on peut en construire, le traitement une fois confirmé, je ne doute pas que les habitans de chaque commune s'empresseront de s'en procurer une qui pourra leur être utile, non-seulement dans cette circonstance, mais encore dans le traitement d'une infinité de maladies.

Quant au pronostic, autant il était fâcheux avant ma découverte, autant il est consolant maintenant. En effet, il n'y aura rien de plus facile que de prévenir cette affection. Sachant que les douleurs sont toujours les symptômes de l'hydrophobie, on fera suer les individus jusqu'à leur entière disparition.

A présent qu'on saura que l'hydrophobie est curable, personne n'en sera effrayé, et celle que la peur seule engendrait cessera d'exister. D'autre part, les individus mordus auront recours avec confiance aux médecins; et si, malgré les moyens préservatifs, l'hydrophobie se déclarait, ils ne craindraient pas d'avertir, et dès les premiers symptômes on emploierait les moyens curatifs. Quant aux autres hydrophobies, sachant qu'elles ne sont que consécutives, on ne s'en occupera pas, et l'on agira toujours sur la maladie primitive.

Je crois que mon heureuse découverte pourra ouvrir un vaste champ à la médecine pour en

faire d'autres. En effet, si le virus rabien est expulsé par une forte sueur, pourquoi n'expulserait-
on pas le virus de la vipère et d'autres?

Le virus rabien paraissant circuler dans les
nerfs, ne pourrait-il pas nous faire connaître un
peu mieux leur organisation?

Enfin, par les bains de vapeur ne pourrait-on
pas guérir une infinité d'autres maladies? c'est ce
que le temps nous apprendra.

Je crois que les bains de vapeur ont un effet
plus avantageux qu'on ne pense. Ayant fait construire à mon idée, dans mon établissement de bains,
une petite salle à vapeur, j'ai été à portée plus
que tout autre d'en retirer de bons effets.

TRAITEMENT PRÉSERVATIF.

Attendu que les gens de la campagne sont plus
sujets à être mordus par des animaux enragés, je
suppose qu'un homme au milieu d'un champ soit
mordu, il pressera la morsure pour la faire saigner
et faire sortir le virus, il lavera bien la plaie, si
cela se peut, et la sucera à différentes reprises,
ayant le soin de cracher à chaque fois pour ne
point laisser séjourner le virus dans la bouche
(je suis d'autant plus certain que les membranes

muqueuses n'absorbent point ce virus, qu'un jour étant à l'Hôtel-Dieu, auprès d'un hydrophobe, en crachant il m'envoya de sa salive jusque sur les lèvres, où je passai involontairement la langue, et je n'ai rien éprouvé). Arrivé chez lui, si la plaie est profonde on ne cautérisera pas, attendu que cela serait inutile; on se contentera de faire le plus tôt possible des lotions avec de l'eau tiède, de baigner la même partie, et d'avoir le soin de bien la presser de nouveau. Plusieurs ventouses seront appliquées sur la plaie, après quoi on l'exposera pendant une heure sur la vapeur d'une décoction de feuilles de mauve et de guimauve, on pansera avec de l'onguent basilicum. Le malade boira la tisanne suivante :

Prenez : gaïac, salsepareille, de chaque deux gros.
Eau, deux pintes.
Faites bouillir jusqu'à la réduction d'une pinte, passez et ajoutez sucre q. s.

Il prendra des alimens de facile digestion, et continuera ses travaux si les plaies le lui permettent; il s'abstiendra de café, de liqueurs, et boira du vin modérément. Le soir, étant couché, il boira une tasse de tisanne bien chaude, et se fera couvrir de manière à se faire suer. Si la blessure est superficielle on cautérisera de suite avec le cautère actuel, mais jamais avec le cautère potentiel. Il y a toujours du danger à cautériser les morsures profondes; ne pouvant pas atteindre le fond des plaies, on ne peut empêcher, par ce moyen, l'hydrophobie de se déclarer.

Voici un exemple de cautérisation bien inutile : une demoiselle jeune et jolie fut mordue à la figure, dans plusieurs endroits et très-profondément, par un chien enragé (mais on apprit par la suite qu'il ne l'était pas). Un chirurgien appelé, poussé par trop de zèle, coupa et brûla toute la lèvre inférieure ; il en résulte qu'aujourd'hui cette personne a une grande difformité, un ptyalisme continuel, de la difficulté à parler, et la mastication très-gênée.

Autre exemple : Une femme ayant été mordue par un chien à la main gauche, et très-profondément, le chirurgien appelé cautérisa si profondément que la malade mourut non d'ydrophobie, mais des douleurs que lui firent éprouver les brûlures.

Dans l'exemple de l'hydrophobe que j'ai eu le bonheur de guérir, et que j'ai cité précédemment , il était impossible de cautériser; d'ailleurs, si je l'eusse fait, cela n'aurait pas empêché l'absorbtion du virus qui s'était glissé sous les ongles ; il aurait donc fallu arracher auparavant ces mêmes ongles: quel malade aurait souffert une pareille opération !

Néanmoins si, au bout de trois jours après la morsure, l'individu ressentait des douleurs partant de la plaie, et s'étendant du côté du corps , alors on le mettra dans une salle à vapeur, et on emploiera le traitement curatif.

TRAITEMENT CURATIF.

Il faut avoir une salle à vapeur (dite à la Russe) garnie intérieurement en plomb ou en zinc ; la partie antérieure de la salle doit avoir une croisée qui permette au médecin d'apercevoir toujours son malade, malgré l'épaisse fumée ; la salle doit être éclairée, sur un des côtés, par une seconde croisée ; le robinet placé au conduit qui amène la vapeur doit être situé au-dessous, de manière que la personne qui administre le bain, en voyant son malade, donne et arrête la vapeur à volonté. Un thermomètre doit être placé contre un des carreaux de vitre ; et comme la chaleur n'est jamais la même dans toutes les parties de la salle , pour plus de sûreté on en met un dans la main du malade. Il ne faut point introduire la vapeur en grande quantité dès

le principe, comme on le fait dans plusieurs éta-
blissemens publics, sous le nom de chaude, mais,
au contraire, l'introduire avec lenteur; pour cela,
on ne tourne le robinet qu'au quart ou à moitié.
Il en résulte que le malade s'habitue à respirer la
vapeur, et sa poitrine n'est pas trop gênée dans la
respiration. De cette manière aussi on peut porter
la chaleur à un bien plus haut degré, et faire durer le bain une heure ou deux, suivant que le
cas l'exige, sans incommoder le malade.

J'ai fait prendre de ces bains à des enfans à la
mamelle et à des vieillards octogénaires, tous les
ont supportés facilement. Une salle de quatre à
cinq pieds carrés est préférable à une plus grande,
la chaleur étant plus égale dans tous les points. Il
faut qu'il y ait deux ou trois marches pour faire
asseoir les malades. L'extrémité du conduit à vapeur qui donne dans la salle, doit être recourbée
de haut en bas, pour que la vapeur, frappant la
partie inférieure, la chaleur s'étende uniformément;
cette même extrémité doit être élevée d'environ un
pied, pour qu'en cas de besoin on puisse mettre
des plantes médicinales dans un vase qu'on y place
à volonté ; la vapeur s'y dirigeant s'imprègne de
leurs vertus, et, par ce moyen, on peut donner

toutes espèces de bains de vapeurs médicinaux. La salle doit être située, autant que possible, au rez-de-chaussée, pour ne point fatiguer les malades à monter; quant à la chaudière à vapeur, qui est indispensable pour ces sortes de salles, on la placera au-dessous ou sur les côtés, attendu qu'on peut diriger la vapeur à volonté.

Dans l'hydrophobie déclarée, certains malades sont en proie à des convulsions terribles dans lesquelles ils perdent connaissance; pour cela, on aura soin de sceller dans ladite salle une chaîne en fer, qui s'agraffera à une ceinture en cuir qu'on aura soin de mettre d'avance au malade.

Maintenant que j'ai décrit la salle à vapeur dont le succès des cures dépendra toujours de sa bonne confection, je vais parler du traitement curatif.

A quel degré qu'existe l'hydrophobie, on ne doit jamais désespérer de la guérir. Quand elle sera avancée, on prolongera la durée du bain, et l'on portera la chaleur à un haut degré.

Si le malade peut encore boire, on lui fera prendre une pinte de la décoction sudorifique, on le fera de suite entrer dans le bain avec un thermomètre, et l'on introduira la vapeur avec les précautions indiquées ci-dessus.

Le médecin administrera lui-même le bain au malade , et aura le soin de se munir de fort vinaigre , pour lui en faire respirer en cas de syncope.

De temps en temps il aura le soin de lui demander s'il ne se trouve point mal, et lui recommandera d'avertir, par une sonnette qu'on aura la précaution de lui donner.

Dans le principe , on peut donner de suite deux ou trois degrés de chaleur, sans que le malade soit incommodé, mais plus on avance en chaleur, plus on doit introduire la vapeur lentement; car l'on conçoit qu'à vingt degrés de chaleur, cinq degrés de plus, donnés subitement, doivent être supportés avec plus de facilité qu'un degré donné subitement lorsqu'on est à quarante.

Lorsque le malade commencera à suer, on aura soin de lui faire faire des frictions sur les parties douloureuses, de manière à chasser toujours le virus du côté des plaies pour l'en expulser; le malade restera dans la salle jusqu'à parfaite guérison, car ce bain, chez l'hydrophobe, doit être le premier et le dernier. Cette maladie fait des progrès trop rapides pour espérer d'en faire prendre un second si le premier était insuffisant.

D'après le succès que j'ai obtenu sur le malade

dont j'ai cité l'observation, je suis sûr que le médecin qui se sera donné la peine d'administrer lui-
même le bain à son malade, et deprendre toutes les
précautions que j'ai indiquées, aura toujours la sa-
tisfaction de l'en voir sortir guéri radicalement.

Après la guérison, on ne prescrira aucuns moyens
hygiéniques, ils deviendraient inutiles; et l'on ne doit
point craindre de récidive, attendu que la cause
du mal aura été tout-à-fait enlevée.

Si l'on avait affaire à un tempérament émi-
nemment sanguin qui perdît connaissance dans le
bain, on ne balancera pas à pratiquer une saignée
de bras, après laquelle on continuera le bain ;
le malade y entrera nu, et en sortant il se cou-
chera dans un lit qu'on aura eu soin de chauffer.

Tels sont les moyens que je donne pour préser-
ver et guérir l'hydrophobie, et dont je garantis le
succès.

IMPRIMERIE DE STAHL,
Quai des Augustins.

www.ingramcontent.com/pod-product-compliance
Lightning Source LLC
LaVergne TN
LVHW021655170726
843501LV00007B/2569